3분만
바라보면
눈이
좋아진다

1-NICHI 3-PUN MIRUDAKE DE GUNGUN ME GA
YOKUNARU! GABOR EYE by Rui Hiramatsu

Copyright © Rui Hiramatsu 2018
All rights reserved.
Original Japanese edition published by SB Creative Corp.

This Korean edition is published by arrangement with SB Creative Corp., Tokyo
in care of Tuttle-Mori Agency, Inc., Tokyo through
Yu Ri Jang Agency, Gyeonggi-do.

이 책의 한국어판 저작권은 유리장 에이전시를 통한
저작권사와의 독점계약으로 ㈜쌤앤파커스에 있습니다.
저작권법에 의해 한국 내에서 보호를 받는 저작물이므로 무단전재와 복제를 금합니다.

전 세계를 발칵 뒤집은 기적의 '눈 그림'

3분만
바라보면
눈이
좋아진다

히라마쓰 루이 지음 | 김소영 옮김

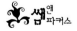
쌤앤파커스

시력은 한번 나빠지면
다시는 좋아질 수 없는 걸까?

"선생님, 시력은 한번 나빠지면 다시는 좋아질 수 없는 건가요?"라는 질문을 저는 참 많이 받습니다. 요즘은 다양한 수술법도 많이 나와서 수술을 하면 당연히 시력이 좋아지지만, 여러분이 알고 싶은 건 **'위험부담 없이 시력이 좋아지는 방법'**이겠죠. 방법이 딱 하나 있습니다.

실은 저도 안과의로 일하면서 이 세상에 시력이 좋아지는 방법은 존재하지 않는다고 생각했어요. 물론 텔레비전이나 여러 실용서적에 소개되는 방법은 모두 '어느 정도 효과가 있는' 방법입니다. 저도 여러 미디어를 통해 시력회복 방법을 소개해왔고요. 하지만 대부분은 뒷받침하는 데이터가 적어서 무언가 2% 부족한 느낌이 들었고, 이내 '뭔가 더 확실한 방법이 없을까?' 하며 다른 방법을 찾곤 했었죠. 그래서 "과학적으로 확실히 입증된 방법은 없나요?"라는 질문을 받을 때면 "아쉽게도 아직 그런 건 없습니다." 하고 대답해왔습니다.

하지만 그렇게 말하면서도 저는 계속해서 방법을 찾고 있었습니다. 눈에 관한 문헌을 모두 찾아보았고, 100편이 넘는 논문과 140권이 넘는 의학서적을 읽었습니다. 잡지에 소개되었던 방법들도 쥐 잡듯 찾아내, 총 120권 이상을 섭렵했습니다. 그 내용은 아주 다양했죠. 그러나 아쉽게도 국내에서는 좋은 정보를 찾을 수 없었습니다.

그래서 해외 문헌을 뒤지던 중, **'가보르 패치'를 사용한 시력회복 방법**을 찾았습니다. 미국 현지 신문, 잡지에 소개된 기사를 보니 스포츠 선수나 항공기 파일럿까지 많은 사람들이 이미 실천하고 있는 방법이라고 알려져 있었습니다. 게다가 그 효과가 **과학적으로 증명되었다고도 했습니다.** 솔직히 처음에는 '진짜일까?' 하며 반신반의했습니다.

그래도 일단 근시가 있는 사람과 노인을 포함한 다양한 연령의 환자들에게 소개해보았죠. 그리고 그들에게 제가 생각했던 것 이상의 효과가 나타났습니다! 더구나 **부작용도 없었습니다.** 제 부모님에게도 자신 있게 추천했습니다.

일본에서는 제가 출연했던 방송 '주치의를 찾을 수 있는 진료소'를 통해 이 시력 회복법이 대중적으로 알려지게 되었습니다. 이 방송은 아주 큰 반향을 일으켰고, 그 후로 저는 수많은 주간지와 매스컴에서 취재요청을 받았습니다. 다만 잡지는 지면이 좁고, 방송은 시간이 제한되어 있기 때문에 미처 전하지 못했던 내용이 많았습니다.

방송이나 인터뷰에서 소개하지 못했던 **'가보르 패치'의 모든 것에 대해 알려드리기 위해 이 책을 쓰게 되었습니다.** 가보르 패치는 스마트폰 앱으로도 이용할 수 있지만, 자칫하면 스마트폰의 블루라이트에 눈이 자극을 받을 수도 있습니다. 그래서 전자기기의 화면보다는 종이로 인쇄된 책이 좋습니다. 노안, 근시, 눈 건강 때문에 고민하고 있는 이들 모두가 시력을 개선했으면 하는 마음으로 책을 썼습니다. 책을 읽고 꼭 효과를 보시기 바랍니다.

－히라마쓰 루이(안과전문의이자 의학박사)

차례

증명된

시력 개선법의

발견

Part1.

'가보르 아이'가 뭐지?

눈은 좋아지기가 참 어렵습니다. 혹시 '나는 틀렸어!' 하고 눈 건강을 포기하진 않았나요? 세월이 흐르면 누구나 겪게 되는 '**노안**'부터 독서, 공부, 스마트폰, 텔레비전, 게임 때문에 발생하는 '**근시**'까지…. 아마 눈이 좋아지는 방법이라면 다 시도해봤다는 분도 계실 겁니다. 하지만 그래서 효과가 있었나요? 성공하지 못한 이유는 아마 본인이 가장 잘 알 것입니다. 우선 번거롭다는 게 제일 큰 이유입니다. 안구 트레이닝도 물론 번거롭지만, 챙겨 먹어야 할 것은 또 얼마나 많은지요.

여러 가지 방법 중 하나로, 왼쪽 사진을

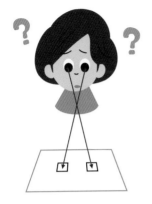

오른쪽 눈으로, 오른쪽 사진을 왼쪽 눈으로 보는 '교차법'이 있는데 어렵고 꾸준히 하기가 힘들다며 하소연하는 분들이 많습니다.

물론, 요즘에는 사진만 보면 눈이 좋아지는 책도 시중에 많이 나와 있습니다. 그냥 보는 것만으로도 재미난 사진이 많이 실려 있지요. 하지만 그래서 눈이 좋아졌나요? 글쎄요, 그 효과는 불확실합니다.

결국 시력 회복에 성공하지 못한 이유는 2가지입니다.

1. 꾸준히 하기 어렵다.

2. 정말 효과가 있는지 의심스럽다.

그러나 포기하기엔 아직 이릅니다. 이 책은 여러분에게 '**가보르 패치**gabor patch'라는 '**줄무늬 모양**'을 소개합니다. 이 가보르 패치를 사용한 눈 운동법은 그간 실패로 돌아갔던 수많은 시력 회복 운동들의 단점을 없앴습니다.

'뭐? 이 희한하게 생긴 줄무늬가…? 거짓말 아니야?'

혹시 이런 생각이 들었나요? 속는 셈치고 조금만 더 들어 보세요. 먼저 어떻게 하는 것인지 그 방법부터 간단하게 설명 하겠습니다.

아주 단순합니다. 그냥 같은 모양의 **줄무늬를 찾기만 하면 됩니다!** 마치 게임하는 것처럼 말이죠. 하루에 **3분 정도만 투 자하면 되고, 가끔은 게을리 해도 괜찮습니다.** 무엇보다 교차

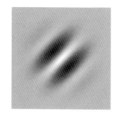

이것이 바로 '가보르 패치'입니다.

이 모양과 같은 모양을 찾아보세요.

여기 있네요!

법처럼 특이하지 않아서 누구든지 쉽게
따라 할 수 있습니다.

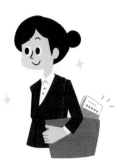

　이 책에서는 가보르 패치를 사용한
시력 회복법을 '**가보르 아이**'라고 부릅니
다. 이 책 하나만 있으면 언제 어디서든
해볼 수 있는 방법입니다. 가방에 쏙 넣어 들고 다니면 됩니
다. 지하철에서, 직장에서, 혹은 친구를 기다리는 시간에 살짝
틈이 나면 해보세요.

　이렇게 하면 첫 번째 실패 요인이었던 '꾸준히 하기 어렵
다.'가 해결됩니다.

　그럼 두 번째 실패 요인이었던 '정말 효과가 있는지 의심스
럽다.'는 어떻게 해결할 수 있을까요? 사실 이 책의 가장 큰 장
점은 그 방법이 '정말 효과가 있을까?' 하는 의문을 깔끔하게
해결할 수 있다는 점입니다. 왜냐하면 가보르 아이는 세상에
서 유일하게 과학적으로 증명된 시력 회복 방법이기 때문입니
다! 가보르 아이는 '**뇌를 사용한 시력 회복법**'으로 전 세계에서
과학적으로 증명된 유일한 방법입니다.

　미국 캘리포니아 대학교를 비롯한 세계 톱클래스의 연구기

관에서 가보르 패치를 실험한 결과, 시력 회복 효과가 입증되었습니다. 때문에 가보르 아이는 미국에서 큰 화제를 불러일으키며 〈뉴욕타임스〉 등 유력 매체에도 대대적으로 실렸죠.

시력은 2가지에 의해 결정됩니다. 하나는 안구, 다른 하나는 뇌입니다. 카메라에 비유해보면 금방 이해가 될 것입니다. 안구는 렌즈입니다. 그리고 뇌는 렌즈를 통해 들어온 화상 정보를 처리하는 곳입니다. 안구와 뇌가 활약한 결과 우리는 '사진'을 볼 수 있습니다. 안구가 받아들인 이미지를 뇌가 처리해서 우리에게 보여주는 것이죠.

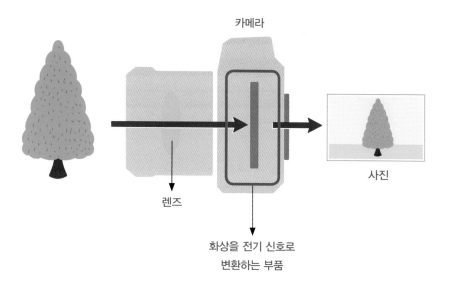

카메라

렌즈

화상을 전기 신호로
변환하는 부품

사진

인간은 안구라는 렌즈를 통해 얻은 정보를 뇌에서 처리함으로써 본 것을 인식합니다. **가보르 아이는 뇌의 시각영역을 단련하는 방법인데,** 실제 단련하는 과정에서 그 메커니즘이 과학적으로 증명되었습니다. 가보르 아이로 시력을 단련하면 나이나 시력에 상관없이 효과를 볼 수 있습니다.

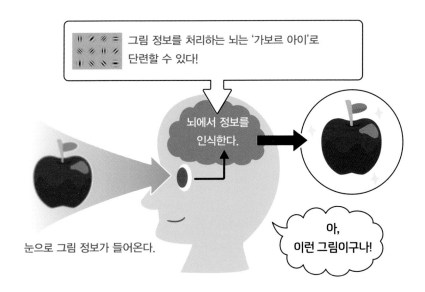

뇌 기능을 개선하는 '가보르 아이'

앞에서 언급했듯이, '가보르 아이'는 **뇌 기능을 개선함으로써 시력도 덩달아 향상되는 방법**입니다. 보통 시력이 향상되려면 근시가 고쳐지거나 노안이 개선되거나 백내장이 낫는 등 안구 상태가 좋아져야 합니다. 그런데 가보르 아이는 뇌를 개선하면서 시력도 같이 향상되는 아주 독특한 방법입니다. 과연 이 방법에는 어떤 비밀이 숨어 있을까요?

당연한 이야기지만, 우리 인간은 사물을 볼 때 눈을 사용합니다. 그러나 실제로는 사물이 눈으로 또렷이 보이지 않을 때도 있습니다.

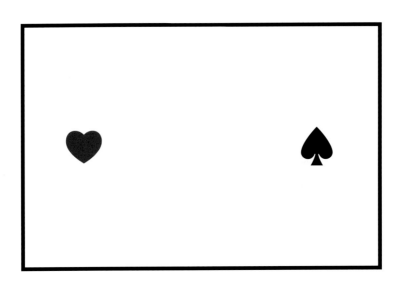

실험을 하나 해보겠습니다. 위에 ♥(하트)와 ♠(스페이드)가
그려진 그림이 있습니다.

1. 그림이 있는 페이지를 활짝 펴서 손에 들고 팔을 앞으로 쭉
   뻗으세요. 아래 그림처럼 따라 해보세요.
2. 왼쪽 눈을 가리고 오른쪽 눈으
   로만 그림을 봅니다.
3. 그림에서 왼쪽에 그려진 ♥(하트)
   를 오른쪽 눈으로 응시하세요.
4. 책을 천천히 얼굴 가까이로 가

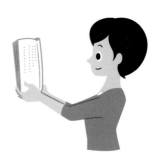

져옵니다.

5. 천천히 책을 당기다 보면 어떤 지점에서 ♠(스페이드)가 사
   라집니다.

♠(스페이드)가 사라지는 지점을 우리는 **'맹점'**이라고 부릅
니다. 이 맹점 때문에 한쪽 눈으로만 사물을 보면 일부가 보
이지 않을 때가 있는 것입니다. 이렇게 무언가가 보이지 않
는 현상을 방지하기 위해 마치 보이는 것처럼 뇌가 보완을
해주는 것이죠.

그러나 이렇게 천천히 움직이면서 관찰하지 않으면 우리는
맹점이 있다는 사실조차 깨닫지 못합니다. 일상생활에서는 맹
점이 순식간에 지나가기 때문이죠. 그때 뇌는 우리가 실제로
는 눈으로 보지 못했던 부분을 추측해서 보완해줍니다.

그밖에도 뇌는 얼룩진 글자를 판별하기 위해 눈으로 본 것
을 보정해주기도 합니다. 또한 근시나 노안 때문에 앞이 뿌옇
게 보일 때도 최대한 '또렷한 상태'인 듯이 만들어줍니다.

**'가보르 아이'는 이 '뿌연 그림을 보정하는 힘'을 단련시켜주
는 방법입니다.** 따라서 노안은 물론이고 근시, 약시 등 다양한
상황에서 더 잘 볼 수 있도록 시력을 개선시켜줍니다.

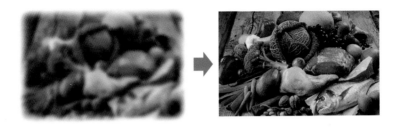

　독특한 줄무늬 모양인 '**가보르 패치**'는 특정 무늬에 '가보르 변환'이라는 수학적 처리를 했을 때 나타나는 모양입니다. 가보르 패치는 데니스 가보르Dennis Gabor 박사가 고안한 패치이며, 가보르 박사는 홀로그래피를 발명하여 1971년에 노벨 물리학상을 수상한 것으로도 유명하죠.

　가보르 변환으로 수학적 처리를 한 무늬는 시각을 담당하는 뇌의 '시각영역'에 강하게 작용한다고 합니다. 그것이 가보르 패치를 보면 뇌의 시각영역이 자극되는 이유입니다.

미국 캘리포니아 대학교에서 검증되어 붐을 일으키다

'가보르 아이'는 **캘리포니아 대학교를 비롯한 세계 톱클래스의 연구기관에서 실험으로 그 효과가 증명되었습니다.** 그리고 학계에 보고되었습니다. 실제로 미국 캘리포니아 대학교에서는 학생 16명(남녀 각 8명)과 65세 이상의 고령자 16명(남녀 각 8명)을 모았고, 총 32명을 대상으로 일주일 동안 실험이 이루어졌습니다. 그 결과 대학생들은 물론이고 65세 이상의 고령자들 모두 시력이 눈에 띄게 향상되었습니다. 미국 캔자스 대학교에서도 비슷한 실험이 진행되었는데, 여기서도 연령을 불문하고 모든 체험자의 시력이 향상되는 결과가 나왔습니다. 이후 2017년에는 〈뉴욕타임스〉에서 '뇌를 단련하면 노안도,

근시도 시력이 향상된다.'라는 기사가 소개되어 **미국에서 화제를 불러일으켰습니다.**

　뇌의 시각 처리능력을 높이는 것은 시력 개선 외에도 많은 것들에 도움이 됩니다. 치매를 예로 들어보겠습니다. 치매는 눈이 보이지 않거나 뇌의 기능이 저하되면서 생기는 병입니다. 따라서 '가보르 아이'는 뇌를 자극해 **치매를 예방하는 데도 도움이 됩니다.** 또한 **기억력이나 집중력을 향상시키고, 건망증을 예방**하는 효과도 기대할 수 있습니다.

무엇이든 물어보세요

Q 얼마나 오래 해야 되나요?

A 최소한 14일 이상 해보세요. 28일(약 1개월)이 지났을 즈음에 효과가 느껴진다는 분들이 많았습니다.

Q 얼마나 자주 해야 되나요?

A 기본적으로는 매일 하는 것이 좋지만, 바쁠 때는 일주일에 3일 정도만 해도 괜찮습니다.

Q 너무 많이 하면 눈에 부담이 가거나 부작용이 생기지 않을까요?

A 가보르 아이를 많이 했다고 해서 부작용이 생기지는 않습니다. 많이 해도 눈에 나쁠 것은 없다는 뜻이죠. 그러나 눈에 피로가 느껴지기 시작한다면 끝내는 것이 좋습니다.

Q 1번에 몇 분 동안 해야 되나요?

A 1번에 3~10분을 기준으로 하세요. 하루에 1번만 해도 좋지만, 많이 피로하지 않다면 하루에 2번 이상 하는 것을 추천합니다.

Q 아침과 저녁 중에 언제 하는 것이 더 좋나요?

A 언제든지 좋습니다. 시간대는 신경 쓰지 않아도 됩니다. 머리가 무겁고 피곤할 때 '가보르 아이'를 하면 눈의 피로가 풀리는 경우도 있습니다.

Q 익숙해지거나 여러 번 반복해도 눈이 좋아지는 효과가 지속될까요?

A 여러 번 해서 익숙해졌다거나, 줄무늬의 위치를 다 외웠다고 해도 문제없습니다. 중요한 것은 정답을 맞히는 것이 아니라, '가보르 패치'를 보고 판별하는 과정에서 뇌의 시각영역

이 자극되는 것이기 때문입니다.

Q 누구나 해도 되나요? 연령 제한은 없나요?

A 연령 제한은 없습니다. 어린아이나 고령자들도 안심하고 하세요.

Q 근시, 원시, 난시 중 무엇에 가장 효과가 좋나요?

A 근시와 원시에 특히 효과가 좋다는 것이 검증되었습니다. 하지만 이론적으로는 난시에도 효과가 있어요.

Q 효과가 잘 나타나는 사람과 그렇지 않은 사람의 차이는 무엇인가요?

A 뇌가 확실히 기능할 때는 효과가 잘 나타납니다. 그러나 '이렇게 해서 고쳐지겠어?' 하고 의심하는 사람에게는 효과가 잘 나타나지 않아요. 아주 조그만 변화에도 '좋아졌다.'라고 받아들이는 사람들에게 더 적합합니다.

Q 안경이나 콘택트렌즈를 끼고 해도 되나요?

A 끼고 해도 좋습니다.

Q 저는 매일 꾸준히 할 자신이 없는데… 꾸준하지 않아도 괜찮나요?

A '매일매일 꼭 해야지!' 하고 강박적으로 생각하기보다는 그때그때 편하게, 하고 싶을 때 하자는 마음을 가지면 지속하기가 더 쉽습니다. 오늘은 '핫 아이(108p)', 내일은 '원근 스트레칭(105p)'을 많이, 내일모레부터는 '가보르 아이'를 3일 동안 열심히 하자는 식으로 해도 괜찮습니다. 물론 가보르 아이는 매일 빠뜨리지 않고 해야 큰 효과를 기대할 수 있지만, 일주일에 3일만 해보자는 소박한 계획을 세우고 실천해보는 것도 좋습니다. 아예 하지 않는 것보다는 확실히 효과가 있을 것입니다.

정말 한 달 만에 눈이 좋아졌어요!

_배우 사와다 아야코(71세) 인터뷰

노안이었던 눈의 시력이 0.6에서 1.0으로!

전에는 돋보기 없이는 아무 데도 갈 수가 없었지만 지금은 맨눈으로 책도 읽을 수 있고, 돋보기가 없어도 생활하는 데 전혀 지장이 없습니다!

50대 후반쯤부터 노안 때문에 눈이 침침해지는 걸 느꼈어요. 어떻게 해야 할지 막막했는데, 마침 건강 프로그램인 '주치의를 찾을 수 있는 진료소'에 출연하게 된 거예요. 이 프로그램에서 저는 **'노안의 진행 속도를 늦추는 트레이닝'**을 한 달 동안 체험해보고 시력에 변화가 생겼는지를 기록하게 됐어요. 그때 이 책의 저자이자 안과 전문의인 히라마쓰 선생님을 만

났습니다. 히라마쓰 선생님에게 '가보르 아이'를 배웠고, '원근 스트레칭'과 '핫 아이'를 한 달 동안 실천했죠.

꾸준하게 해 나가는 성격이 아닌데도
'가보르 아이'는 계속 할 수 있었어요

우선 선생님을 믿고 '즐기면서 하기'를 목표로 삼아 '가보르 아이'의 '같은 줄무늬 모양 찾기'를 연습했습니다. 굳이 정답을 맞춰볼 필요도 없고, 어렵지도 않아서 정말 좋았어요. 뭔가를 **꾸준히 오래 하지 못하는 저에게 정말 딱 맞는 방법이었죠.** 집에 있을 때는 편안한 자세로 거실에 앉아서 하루에 5분씩 꾸준히 했습니다. 주로 점심 먹고 난 후, 취침 전, 아니면 잠시 쉬면서 의자에 편안히 앉아 있을 수 있는 시간에 했어요.

'원근 스트레칭'은 '30cm 떨어진 곳과 2m 떨어진 곳을 교대로 보기'만 하면 되는 간단한 트레이닝 방법입니다. **'가까운 곳과 먼 곳을 교대로 보면 눈의 핀트를 맞추는 근육을 효율적으로 단련시킬 수 있다.'**라는 말을 들으니 고개가 절로 끄덕여지더라고요. 텔레비전을 볼 때나 운전하면서 신호에 걸렸을 때도 틈틈이 했어요. 손가락 하나만 있으면 언제 어디서든 할 수 있다는 점이 매력적이었죠.

그리고 수건을 40도 정도로 **따뜻하게 데워서 눈 위에 얹는 '핫 아이'**도 실천했습니다. 저는 시중에 판매하는 '아이 마스크'를 사용했어요. 데울 필요 없이 눈에 얹기만 하면 따뜻하게 해 주니까 매우 편리했습니다. 누워서 아이 마스크를 얹어놓으면 덩달아 기분이 너무 좋아져서 그대로 잠들 때도 있었어요.

한 달 만에 이렇게 되다니, 정말 꿈만 같아요!

놀랍게도, **한 달 후에 노안의 지표인 '근거리 시력'이 0.6에서 1.0으로 크게 올랐어요!** 그리고 예상치 못하게 근시까지 개선되었지요. 덕분에 그전까지 쓰던 근시용·노안용 안경과는 작별 인사를 했습니다. 전에는 집 안 곳곳에 돋보기안경을 하나씩 뒀었는데, 지금은 한동안 쓰지 않아서 어디에 두었는지 잊어버렸을 정도예요.

예전에는 돋보기 없이 아무 데도 갈 수가 없었는데, '가보르 아이'로 눈을 단련하면서부터는 먼 곳에 있는 대본이나 큐카드도 맨눈으로 읽을 수 있게 되었어요. 차를 운전할 때도 한층 더 쾌적한 느낌이 듭니다. 전보다 신호가 더 또렷이 보이는 데다 시야가 넓어진 느낌까지 들어요. 그러다 보니 블로그에 글을 쓰는 시간도 훨씬 더 단축됐어요. 오타도 금방 발견하게 되었고요.

스마트폰 메신저인 '라인'을 쓸 때도 아주 편해졌어요. 예전에는 스마트폰 화면에 뜬 메시지의 글씨가 너무 작아서 짜증이 났는데, 작은 글씨에 대한 심리적인 저항감도 사라진 것 같아요. 텔레비전을 볼 때도 스트레스가 없어졌어요. 전에는 자막이 잘 안 보여서 다 못 읽고 내용을 놓치기 일쑤였는데 이제는 단번에 또렷하게 읽을 수 있거든요. 무엇보다 화장할 때가 가장 좋아요. 원래는 돋보기를 쓴 채로 눈과 안경 사이에 아이라이너 등 도구를 집어넣고 화장을 했는데, 지금은 맨눈으로 하니까 훨씬 편하죠.

반년이 지난 지금도 '가보르 아이'의 효과는 이어지고 있어요

히라마쓰 선생님과 만나 시력을 회복한 방송이 끝나고 **6개월이 지난 지금까지도 '돋보기 없는 생활'은 계속되고 있어요.** 스마트폰을 오래 보거나, 블로그에 장문의 글을 올리거나, 메일을 많이 주고받는 등 작은 글씨를 많이 본 날에는 가끔 눈이 침침해지는데, 그럴 때 곧바로 '가보르 아이'를 합니다. 그러면 침침했던 증상이 바로 개선돼요.

나이가 들면서 시력이 저하되거나 사물이 예전과 다르게 보이는 분들이 많을 거예요. 하지만 대부분 안경이나 돋보기를 쓰는 것 말고 다른 대책이 있다는 사실은 아예 모르시더라고요. 저는 가보르 아이 덕분에 눈을 단련해서 노안과 근시까지 좋아졌어요. 몸의 근육을 단련하면 근력의 저하를 막을 수 있듯이, **눈도 단련할 수 있다는 사실을 직접 체험한 거죠.**

체험자들의 놀라운 후기

**근시였던 왼쪽 눈 시력이 0.4에서 1.0으로 좋아졌어요!
정말 거짓말 같아요! _O(40대 여성)**

오른쪽 눈은 0.7에서 1.2로, 왼쪽 눈은 0.4에서 1.0으로, 양쪽 눈은 1.0에서 1.2로 시력이 개선됐어요!

저는 주로 출퇴근길 지하철 안에서 '가보르 아이'를 했어요. **1분 30초 정도를 1번으로 하루에 1~3번 정도 했죠.** '핫 아이'는 가보르 아이를 한 후에 손바닥을 마주 비벼서 따뜻하게 한 후 손바닥의 온기로 15초 정도만 했습니다. '원근 스트레칭'을 할 때는 눈의 초점을 잘 맞춰서 가까운 곳과 먼 곳을 번갈아 봤어요.

이 정도만 했는데 어떻게 성공한 걸까요? 확실한 건 가보르 아이를 하는 동안 눈의 근육이 조정되는 것 같은 느낌을 받았다는 거예요. 제 착각일 수도 있지만 **안구가 건조한 느낌도 줄어들고 눈곱도 덜 생기는 것 같아요!**

77살의 나이에 노안인 양쪽 눈의 시력이 모두 0.2씩 높아졌어요! _M(70대 남성)

예전에는 이제 나이가 나이니만큼 시력이 좋아지기는 힘들 거라고 생각했어요. 그래도 '가보르 아이'는 방법이 간단해서 어렵지 않게 할 수 있을 것 같았습니다. 그래서 속는 셈치고 시도해보기로 했죠. 가보르 아이는 하루에 2번, 아침 식사와 저녁 식사를 마친 후에 했고, '원근 스트레칭'은 집에서 쉴 때나 산책하는 중에 자주 했어요. 다 합치면 하루에 5번 정도 했겠네요. 그리고 '핫 아이'는 따뜻한 손으로 눈을 비비는 간단한 방법으로 하루 3번 정도 했어요.

4주 동안 근시와 노안 모두 좋아져서 시력이 0.2나 높아졌습니다. 무엇보다 가장 좋았던 건 저녁만 되면 눈이 피로해지는 증상이 완전히 사라졌다는 겁니다. **나이와 상관없이 효과가 있는 시력 회복법이에요.**

4주 만에 노안이었던 눈의 시력이 0.3 상승해서 1.0이 됐어요! _K(50대 여성)

'가보르 아이'와 '원근 스트레칭'을 평일에는 하루 2번(오후에 1번, 잠자기 전에 1번), 쉬는 날에는 오전 중에 1번 더 해서 하루 3번 했어요. 가보르 아이는 게임처럼 할 수 있어서 더 재미있었던 것 같아요!

'핫 아이'는 매일 밤 했어요. 시중에 파는 스팀 아이 마스크도 사용했는데 확실히 눈의 피로가 금방 풀리는 느낌이 들어요. 저는 매일 컴퓨터 화면을 봐야 하고, 작은 글씨로 된 자료도 많이 읽어야 해서 눈을 혹사하는 편입니다. 그래서 저녁이 되면 눈이 굉장히 피로하고, **두통과 어깨 결림도 심했는데, 가보르 아이 트레이닝을 시작한 후로는 그 증상도 많이 나아졌어요.** 이 방법이 특히 노안에 효과가 좋은지 **4주 만에 시력이 0.7에서 1.0으로 올랐어요!**

반신반의 했던 제가 지금은 누구보다 열심히 추천하고 있어요! _S(40대 남성)

근시였던 눈의 시력이 4주 동안 0.9에서 1.2로 올랐어요! 처음에는 방법도 너무 간단하고 힘이 들지도 않아서 '이렇게 해서 정말 효과가 있을까?' 하고 반신반의했어요. 그런데 시력 테스트를 했더니 시력이 1.2까지 좋아져서 깜짝 놀랐어요. '가보르 아이'는 저녁 식사 후에만 잠깐 했기 때문에 번거롭지도 않았어요. 모든 사람이 저만큼 좋아지지는 않겠지만(반대로 더 좋아지는 분도 계시겠지만), 저는 큰 변화를 겪고 정말 놀랐기 때문에 주변 사람들에게 열심히 추천하고 있습니다.

하면 할수록 눈의 초점이 맞을 때까지
필요한 시간이 짧아지는 것 같아요! _H(50대 여성)

'가보르 아이'는 아이나 남편과 같이 하면 좋아요. 마치 게임을 하는 것처럼 더 재미있게 할 수 있거든요. 덕분에 온 가족이 다 같이 푹 빠져서 했어요!

'원근 스트레칭'은 회사에서 주로 했는데, 컴퓨터 화면과 비상구를 번갈아 봤습니다. **하면 할수록 초점 맞추는 데 필요한 시간이 짧아졌어요. 아마 효과가 나타나고 있는 거겠죠?**

'핫 아이'를 하면 정말 기분이 좋아요. 시중에서 쉽게 구할 수 있는 일회용 스팀 아이 마스크를 썼어요. 전자레인지로 데워서 여러 번 쓸 수 있는 타입도 있다니까 겨울에 이용해 보려고 합니다.

꾸준히 할 수 있는 방법이라 그런지
근시와 노안이 모두 개선됐습니다! _N(60대 남성)

저는 근시라 양쪽 눈의 시력이 0.6이었습니다. 그런데 4주 동안 이 책에서 알려주는 방법을 따라 해봤더니, 양쪽 눈의 시력이 1.0이 되었습니다! 거짓말 같지만 사실입니다. 노안도 좋아져서 가까운 글씨를 읽는 것이 훨씬 수월해졌습니다.

'가보르 아이'는 아침, 점심, 저녁을 먹은 후에 약 먹듯이 하며 간단하게 습관화할 수 있었습니다. '원근 스트레칭'은 기분을 전환하기 위해 베란다나 공원 등 장소를 바꿔 가면서 했습니다. '핫 아이'를 할 때는 타월 1장을 살짝 적셔서 전자레인지에 돌리고 다른 타월로 말아서 사용했습니다. 딱 적당한 온도로 5분 정도 쓸 수 있는 이 방법을 추천합니다.

색이나 빛이 또렷하게 보이기 시작했어요! _S(30대 여성)

저는 근시인데 '가보르 아이'를 3주 동안 했더니 오른쪽 눈의 시력이 0.7에서 0.9로, 왼쪽 눈의 시력이 0.6에서 0.8로, 양쪽 눈의 시력이 0.9에서 1.0으로 높아졌습니다. **시력이 좋아지니까 사물의 윤곽이나 색깔이 훨씬 또렷하게 보여요!**

가보르 아이는 하루에 10분 정도 지하철 안에서 했어요.

가방 속에 책을 넣고 다니면서 언제 어디서든 가볍게 해볼 수 있다는 점이 좋았고, 무엇보다 피로했던 눈이 가뿐해져서 좋았어요. 정확히 이야기하자면 눈이 피로를 잘 느끼지 않게 됐어요. '핫 아이'는 드문드문 했는데, 일주일에 1번 정도밖에 안 했어요. 그런데도 눈이 좋아지니 너무 좋습니다.

드디어 실전!

'가보르 아이'를

해봐요!

Part2.

드디어 실전!
'가보르 아이'를 해봐요!

1. 맨 오른쪽 위에 있는 줄무늬(가보르 패치)를 봅니다.

2. 그것과 모양이 같은 줄무늬를 찾아냅니다.

3. 다음으로 그 옆(아래여도 상관없습니다.)에 있는 줄무늬와 똑 같은 모양의 줄무늬를 찾아냅니다.

4. 계속해서 다른 줄무늬로 이 과정을 똑같이 반복합니다.

5. 3~10분 동안 계속 하세요.

　첫 번째 줄무늬는 꼭 맨 오른쪽 위의 것이 아니어도 좋습니다. 그다음 줄무늬도 꼭 그 옆의 것일 필요는 없습니다. 그때 그때 마음에 드는 줄무늬를 고르면 됩니다. 처음 눈에 들어온 줄무늬부터 하나씩 해보세요. 마치 게임을 하는 것처럼 즐기면서 하세요!

이 책에는 '1일차'부터 '28일차'까지, 총 4주 동안 해볼 수 있는 가보르 패치를 수록했습니다. 앞에서부터 순서대로 하는 것도 물론 좋지만, 반드시 순서대로 할 필요는 없습니다. 2일차에 '16일차'를, 3일차에 '27일차'를, 4일차에 '9일차'를 하는 식으로 왔다 갔다 해도 괜찮습니다. 물론 같은 시트를 연속으로 하는 것도 좋습니다. 자, 지금부터 즐거운 마음으로 시작해봅시다!

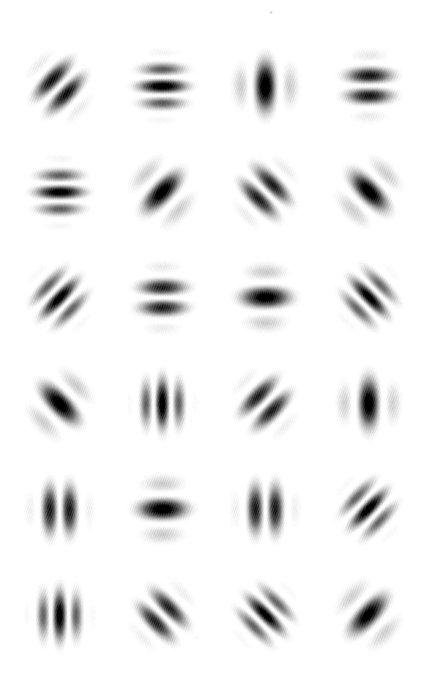

정답은 72쪽

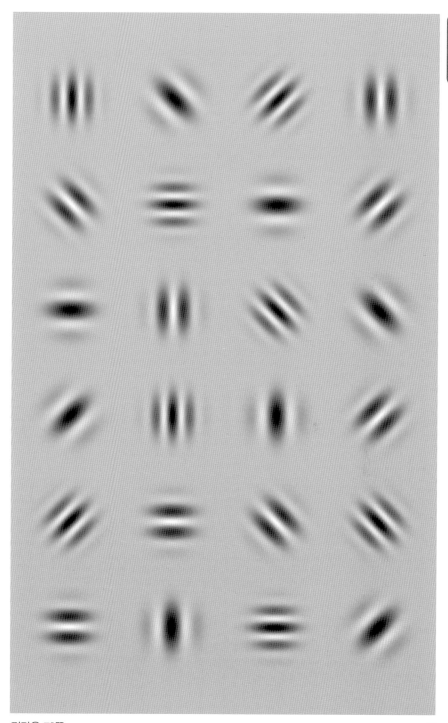

정답은 72쪽

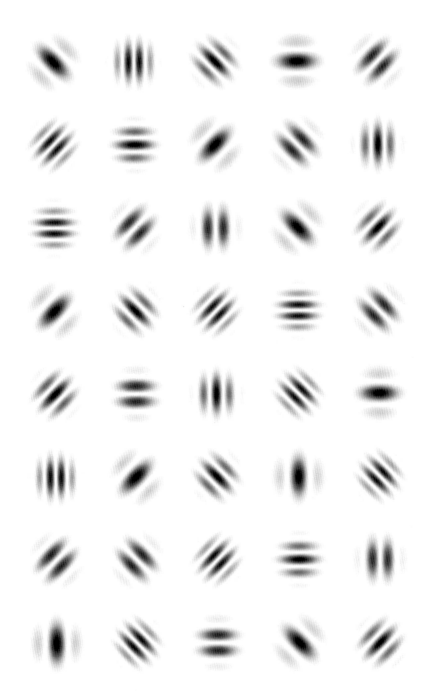

정답은 73쪽

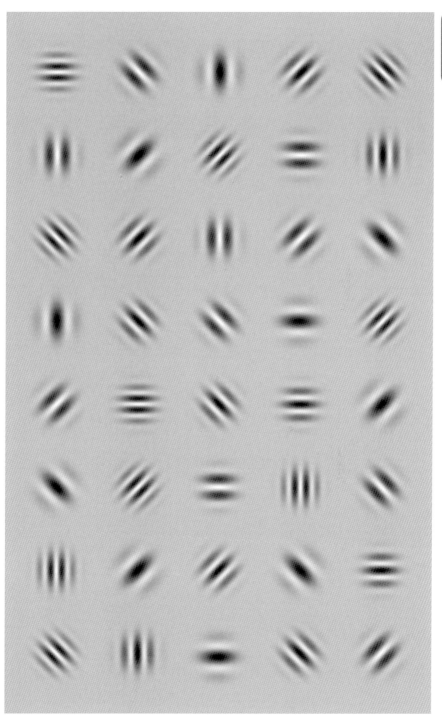

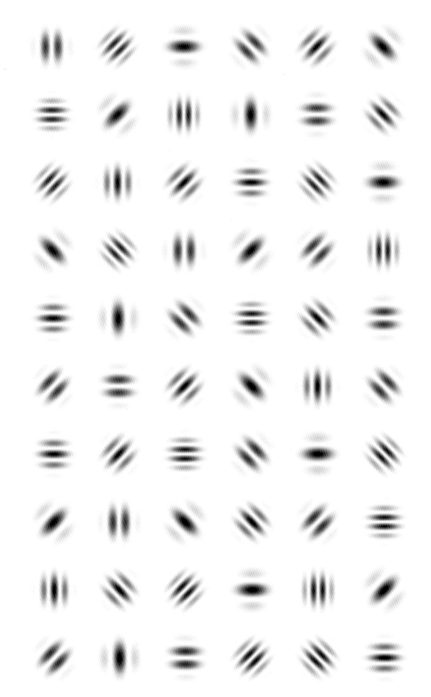

정답은 74쪽

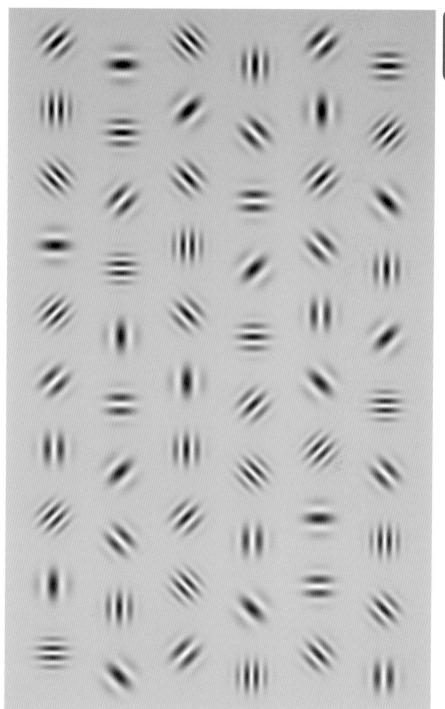

정답은 75쪽

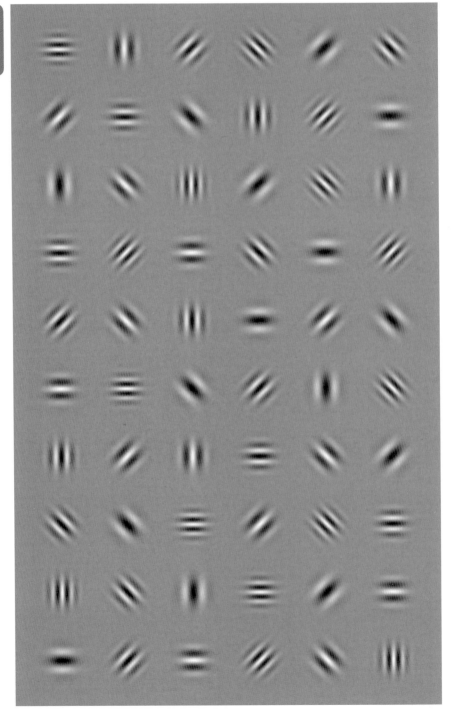

50

정답은 76쪽

2주차 이제 좀 익숙해졌나요? 2주차로 들어갑니다.

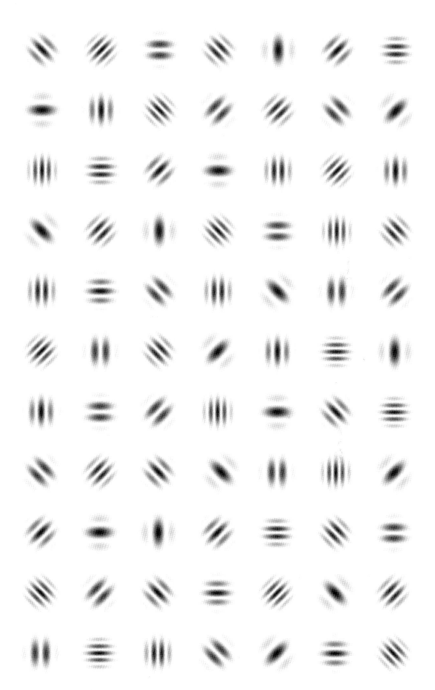

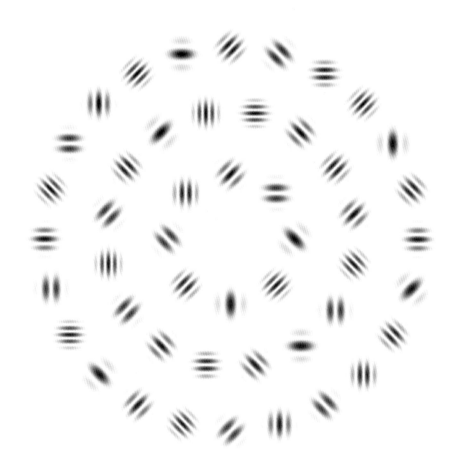

정답은 78쪽

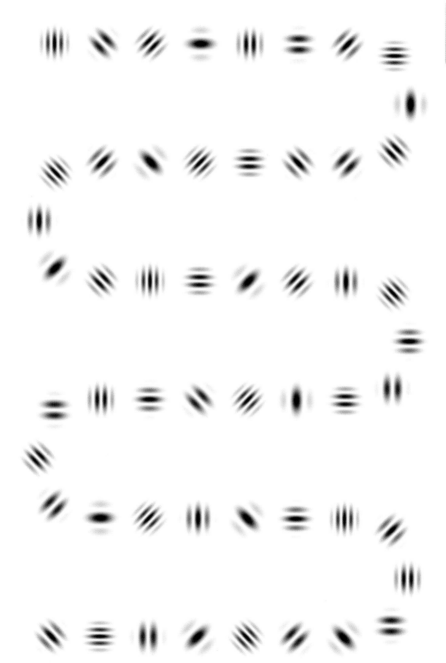

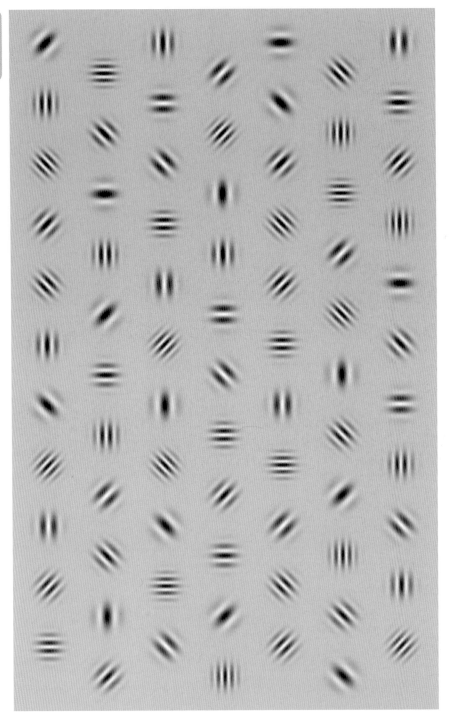

정답은 80쪽

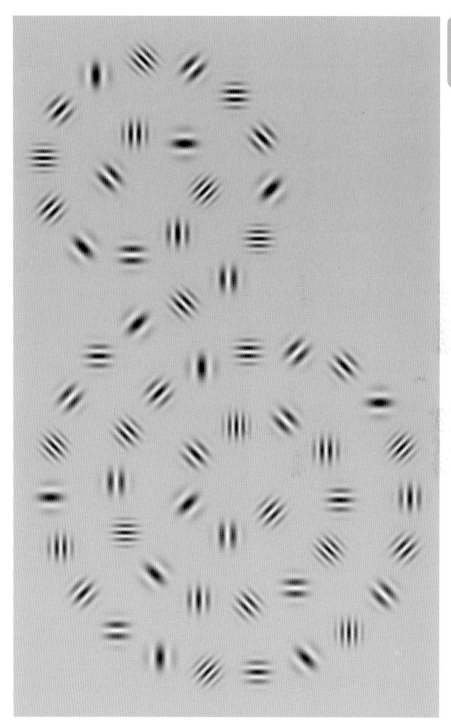

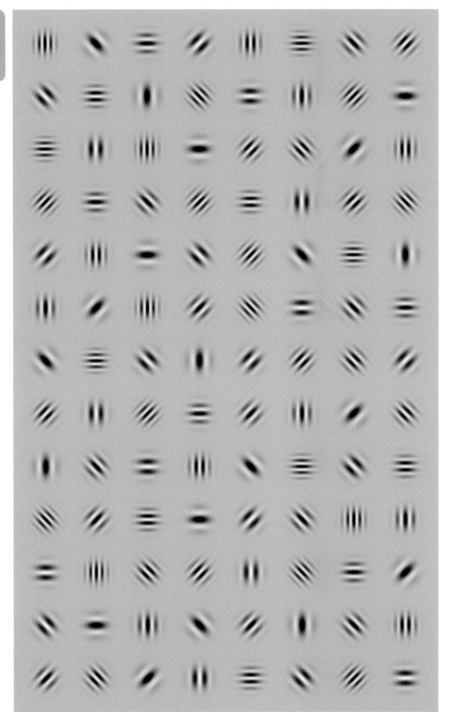

정답은 82쪽

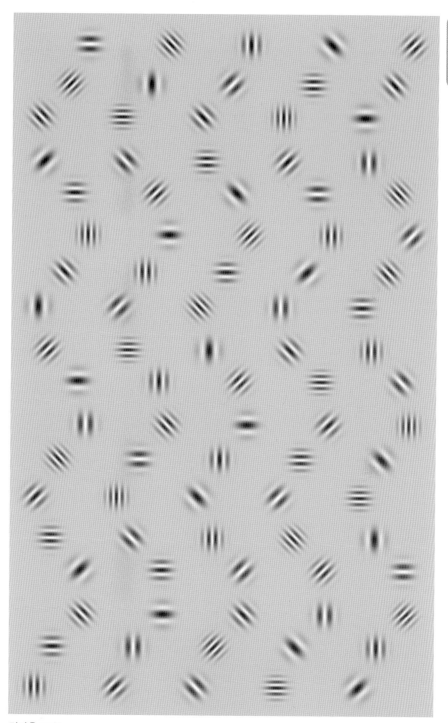

정답은 83쪽

3주차 **절반이 지났습니다. 이제 후반으로 들어갑니다.**

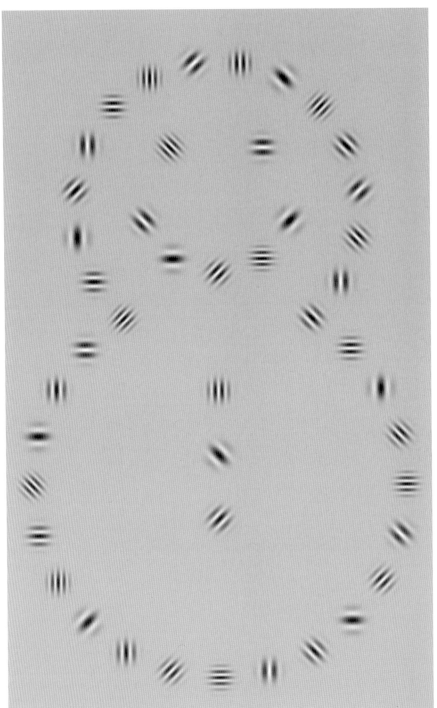

정답은 84쪽

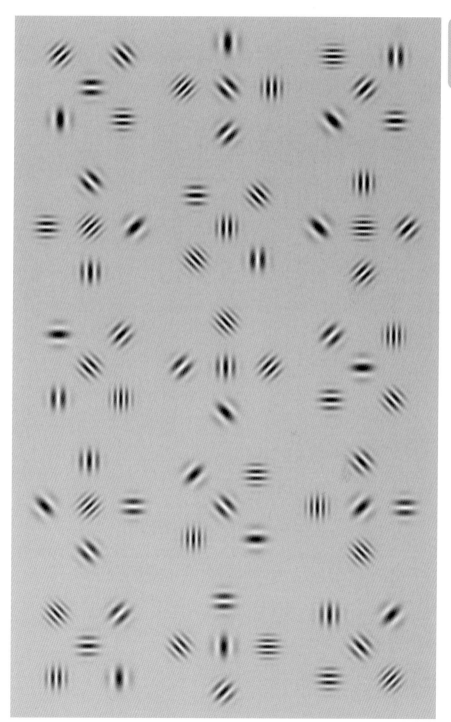

정답은 85쪽

정답은 86쪽

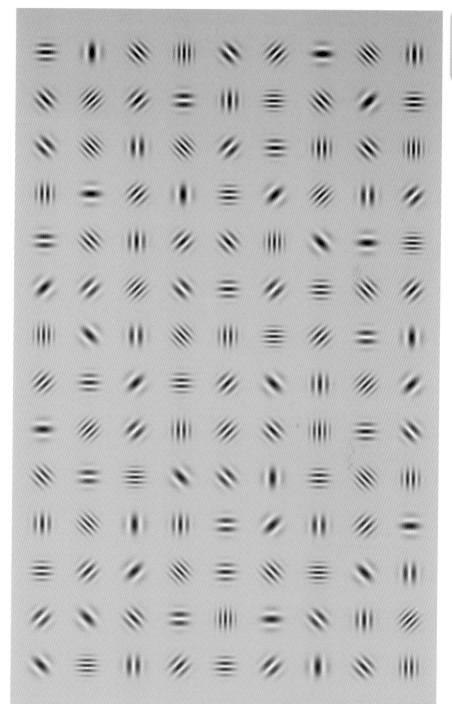

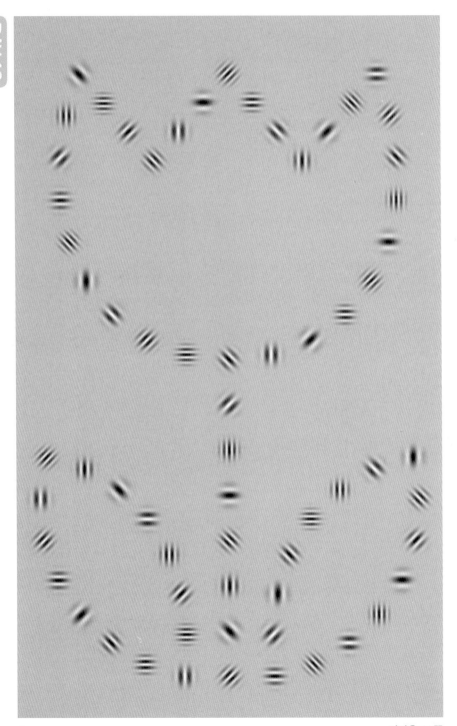

정답은 88쪽

정답은 89쪽

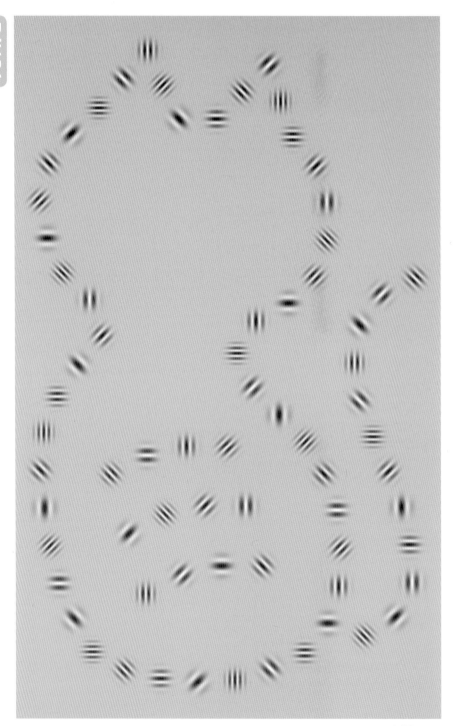

정답은 90쪽

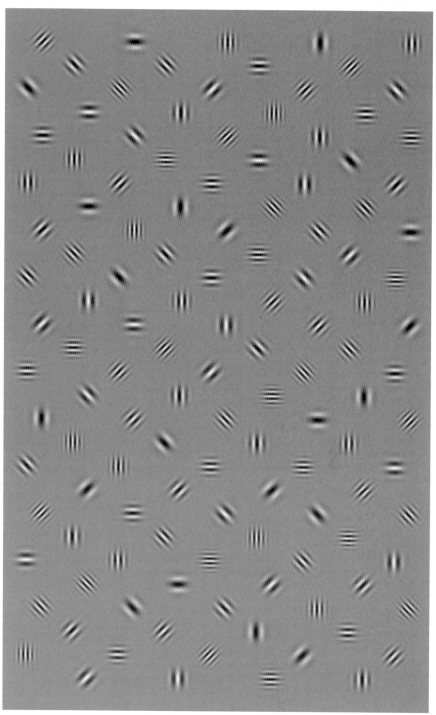

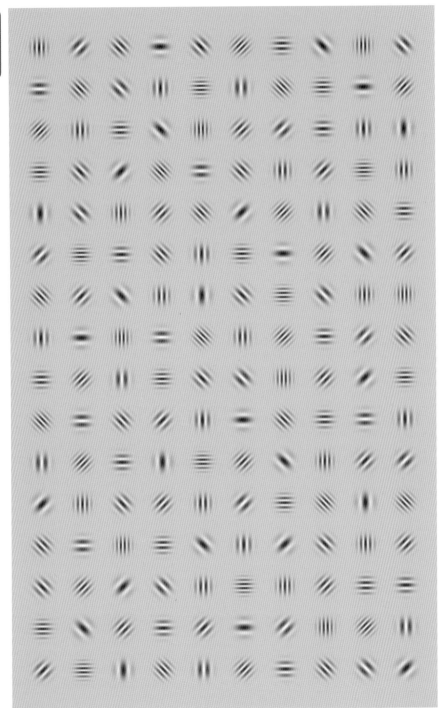

정답은 92쪽

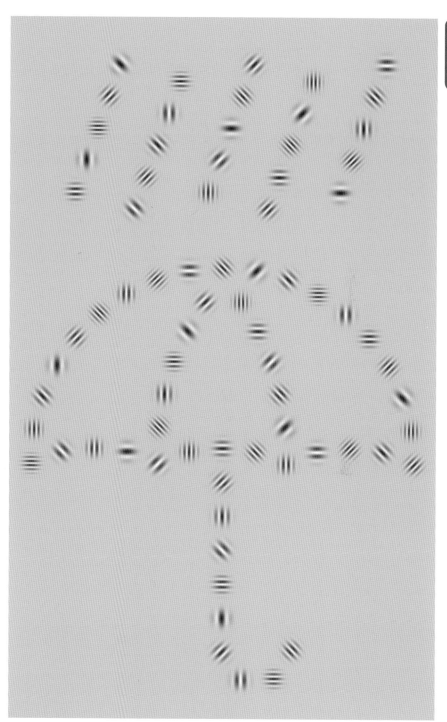

정답은 93쪽

정답은 94쪽

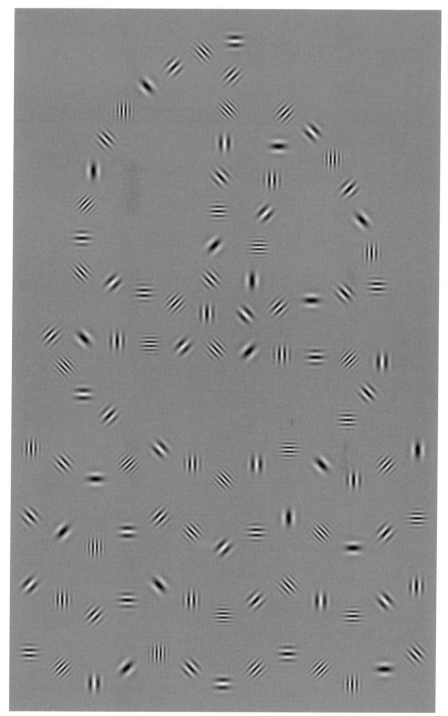

정답은 95쪽

정답은 96쪽

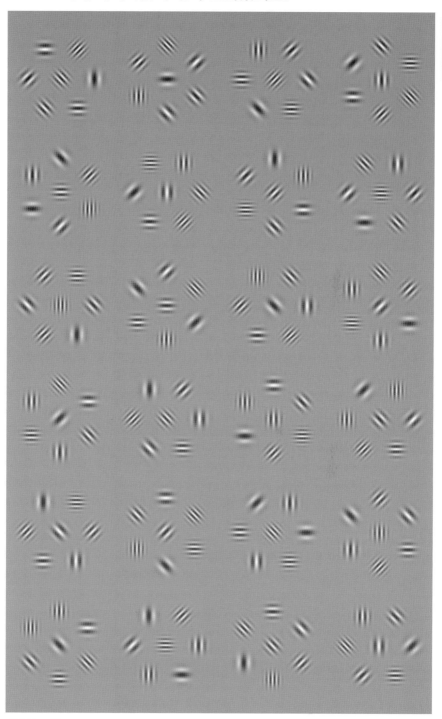

정답은 97쪽

이렇게 보면 편해요!

DAY 1

DAY 2

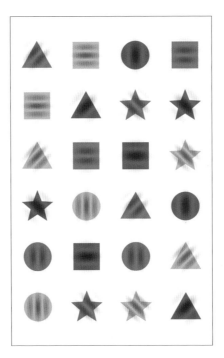

DAY 3

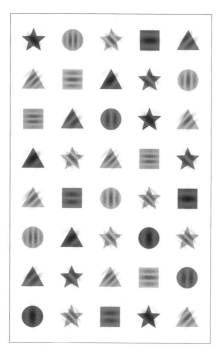

DAY 4

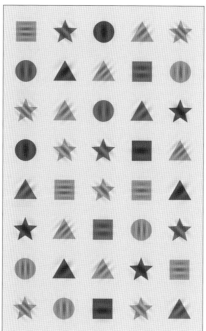

73

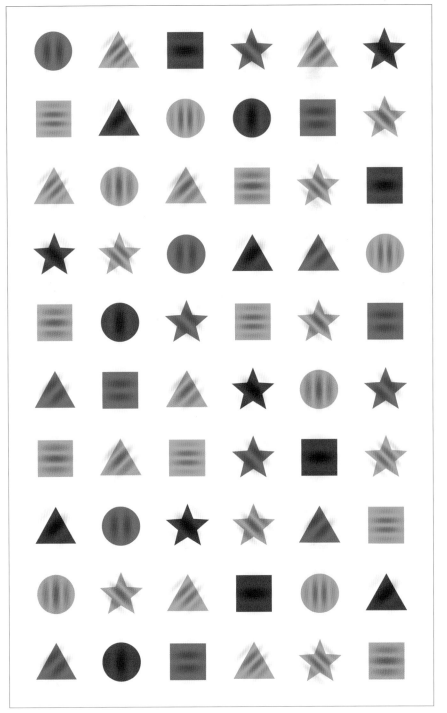

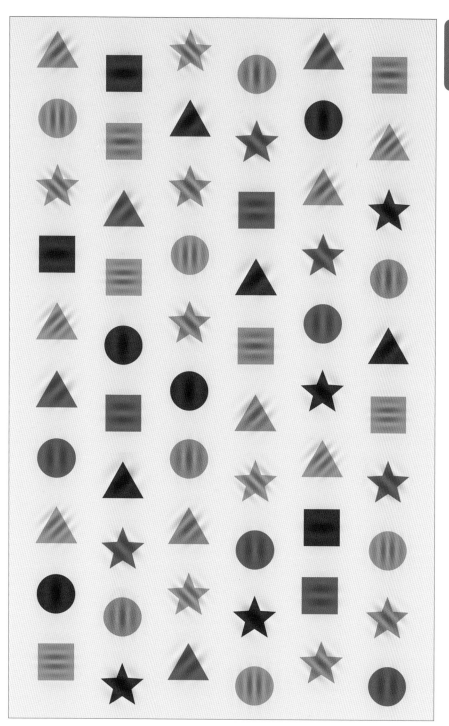

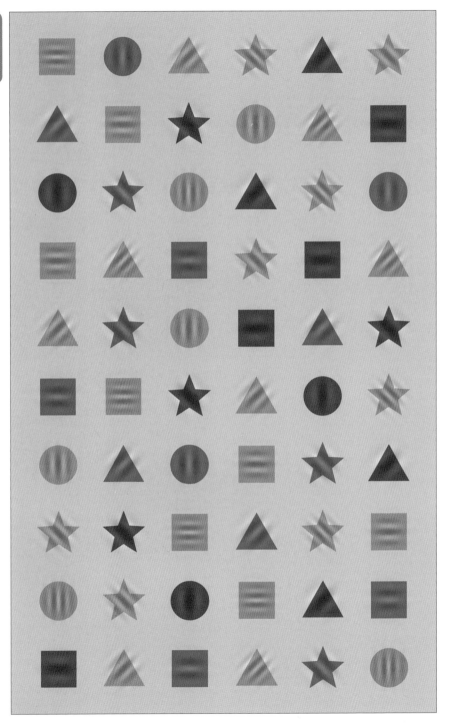

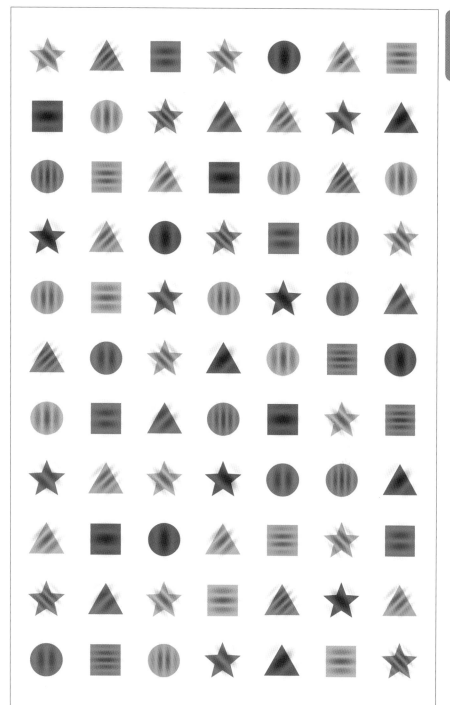

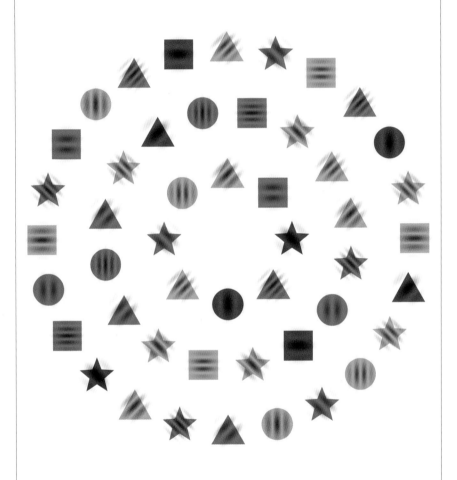

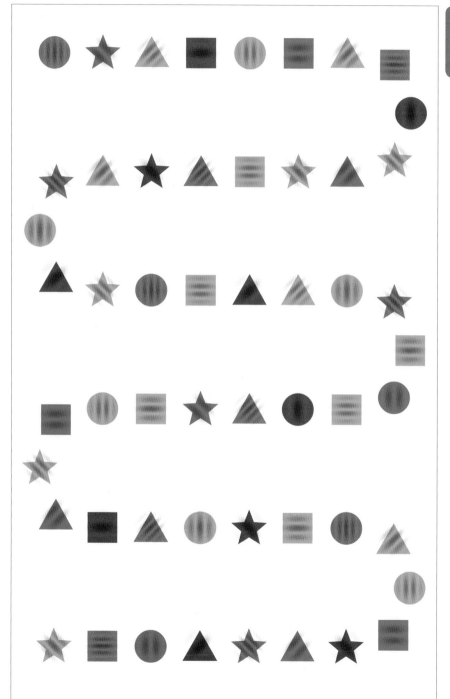

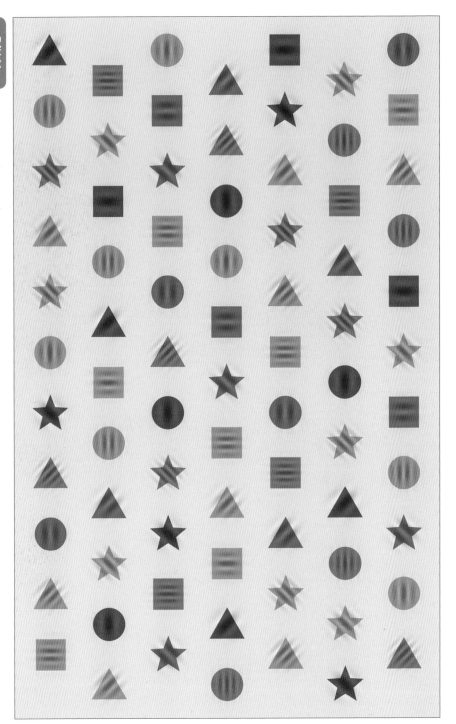

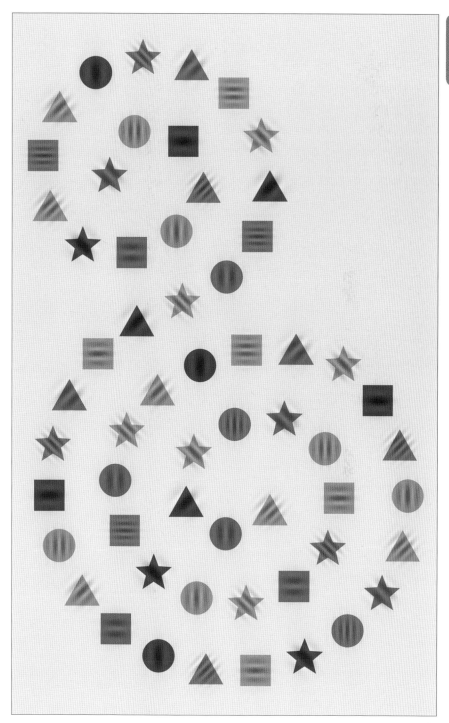

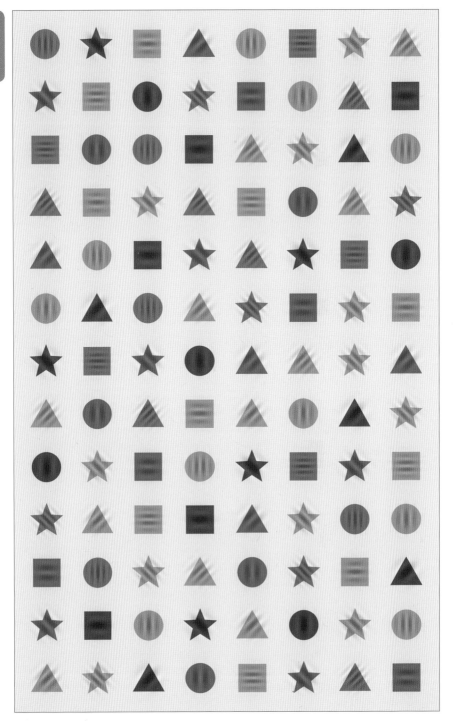

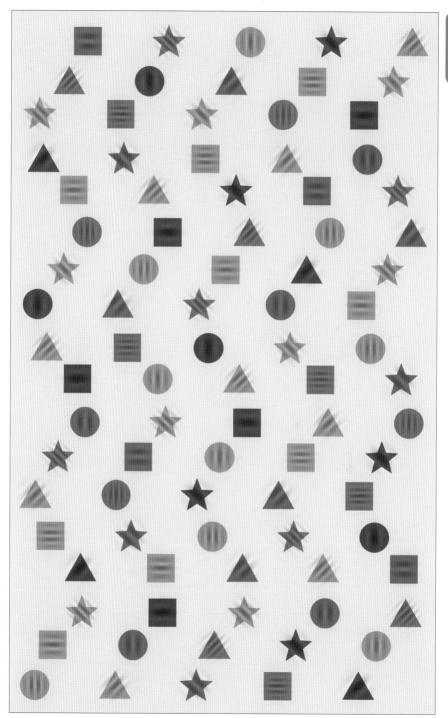

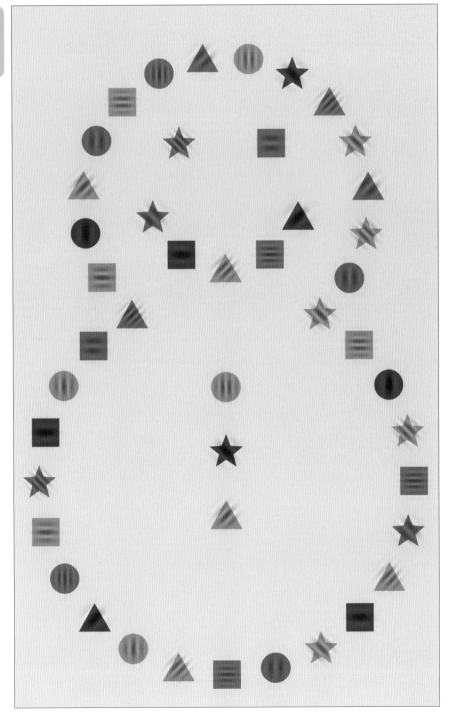

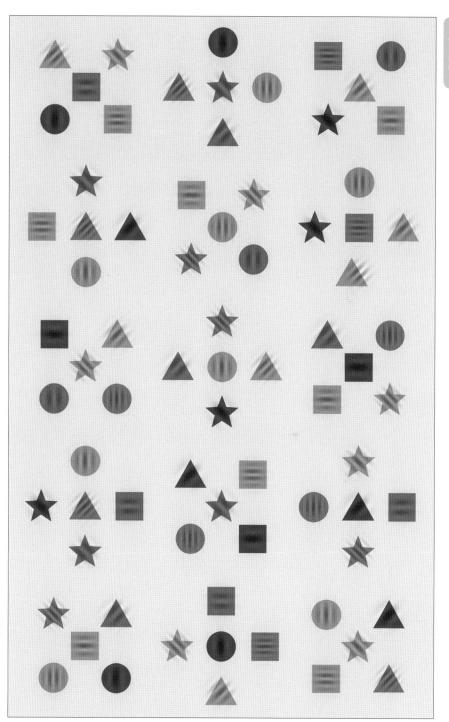

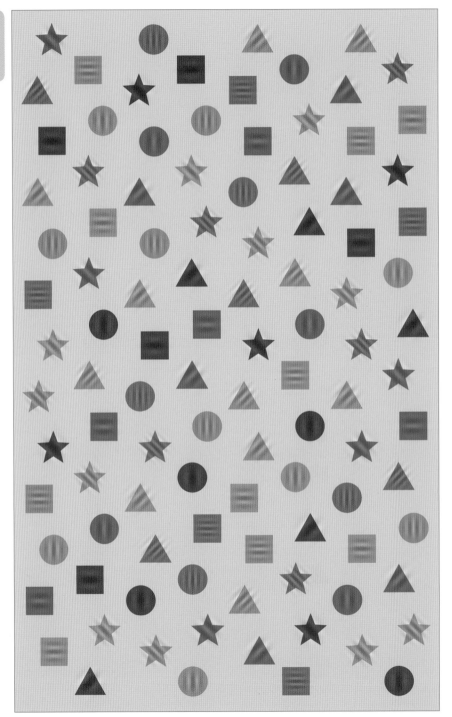

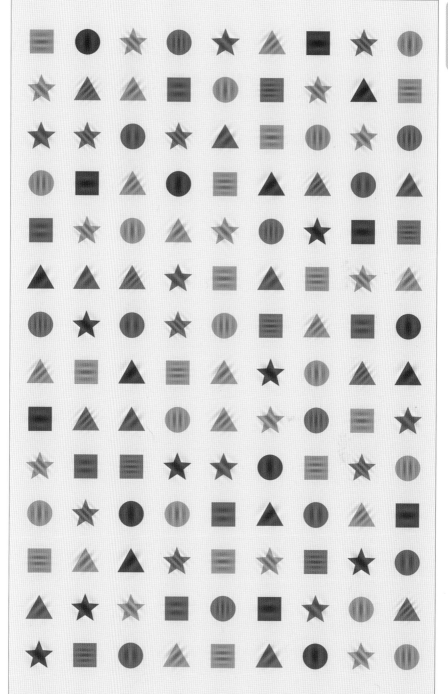

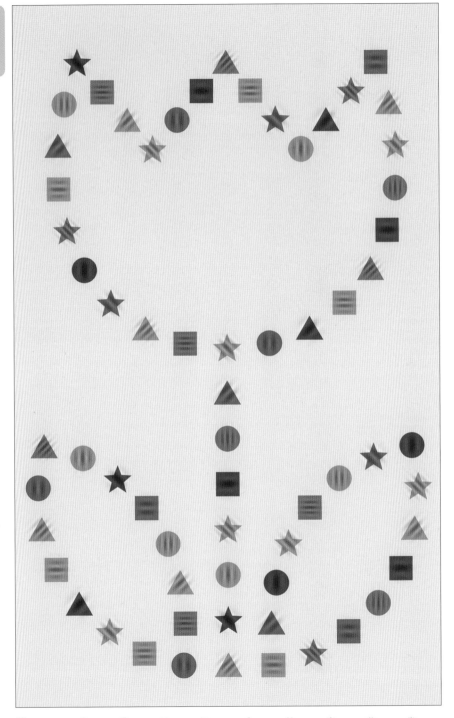

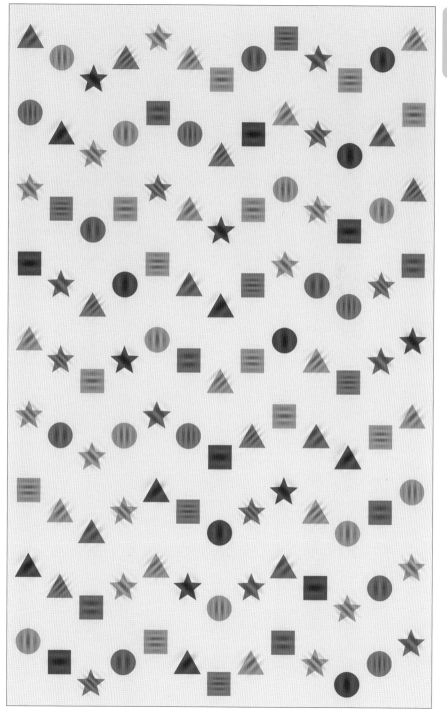

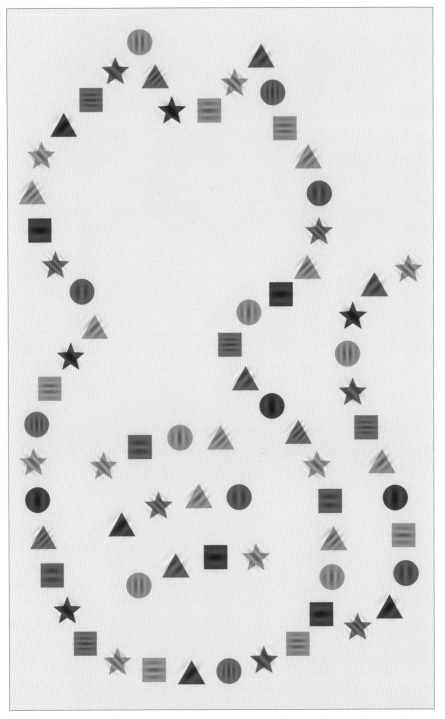

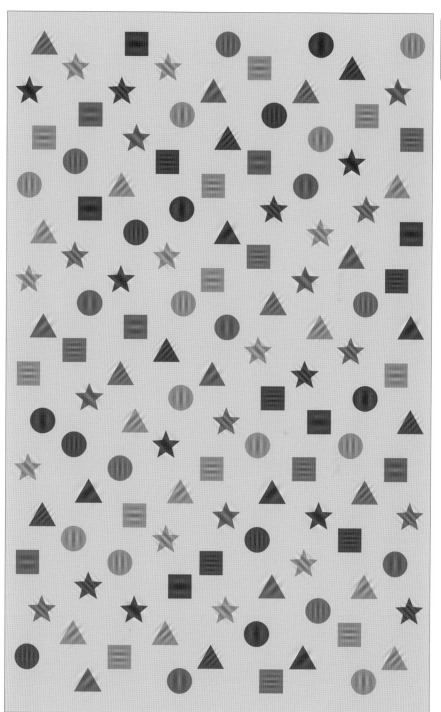

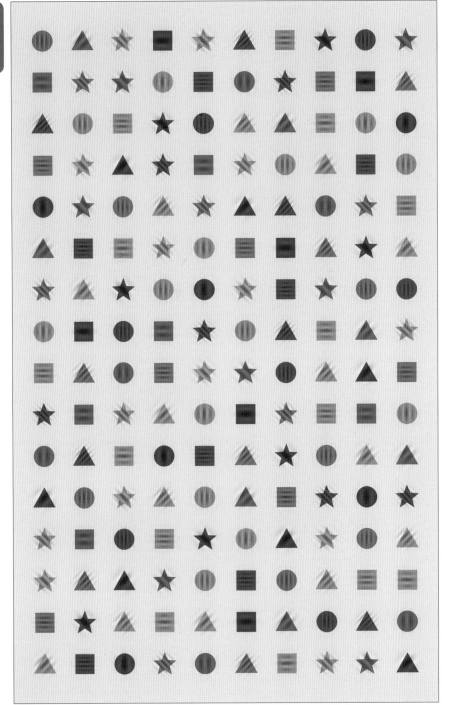

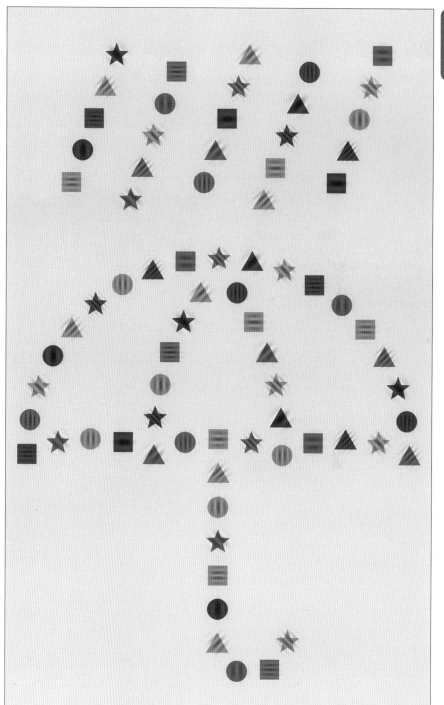

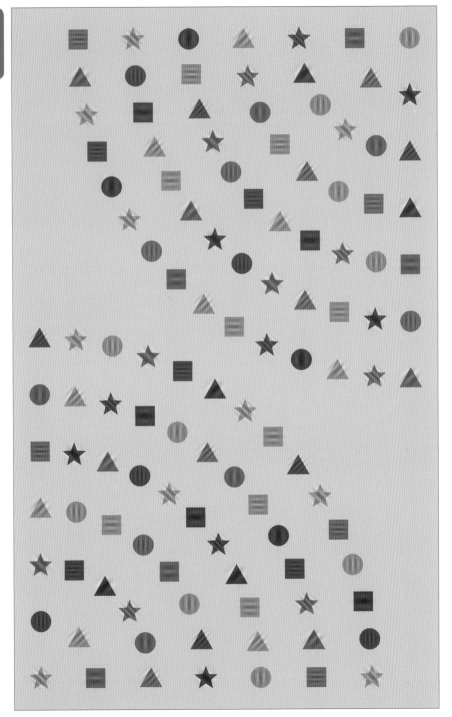

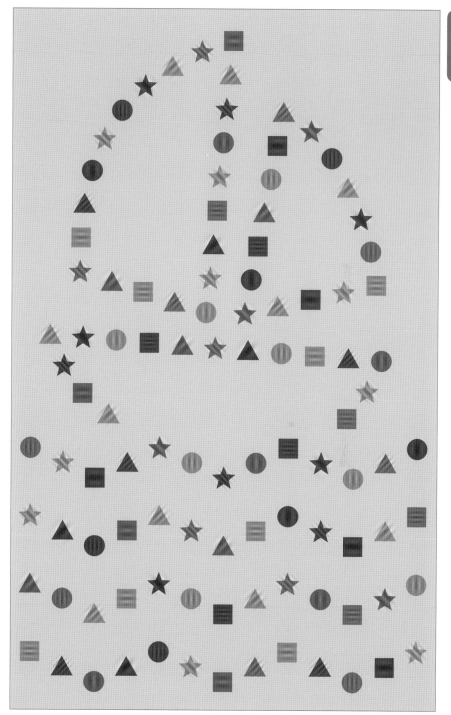

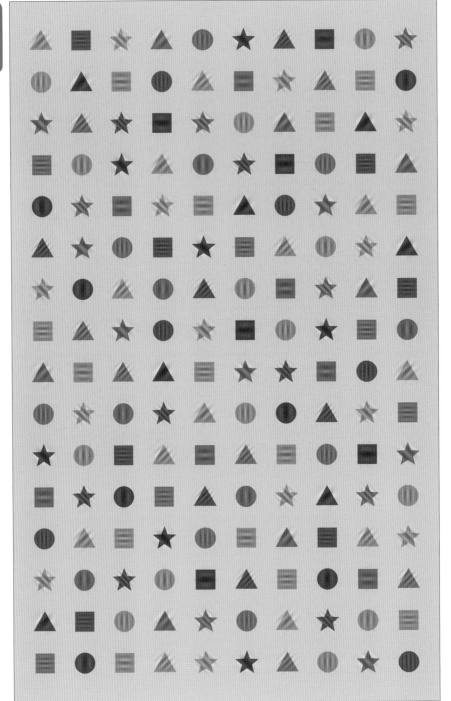

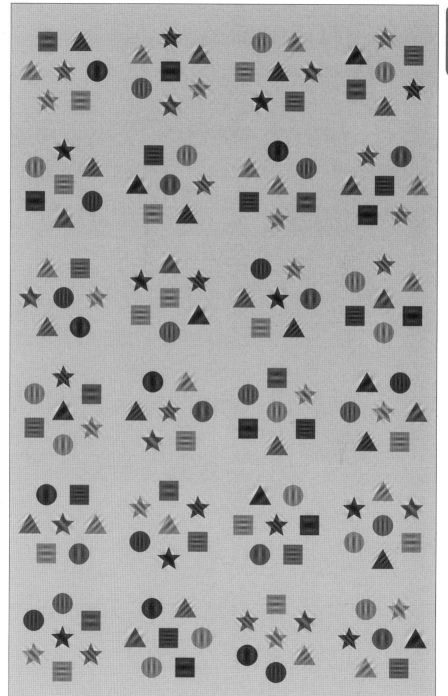

눈은

얼마든지

좋아질 수 있다

Part3.

주변에 있는 물건으로 손쉽게
가보르 아이: 투시 트레이닝

과학적으로 증명된 '가보르 아이'는 흐릿한 사물을 판별하는 능력을 기르기 위한 방법입니다. 그와 비슷한 트레이닝은 사실 다른 방식으로도 할 수 있습니다.

이면지를 1장 준비하세요. 회사에서 쓰는 자료, 지역 안내문, 학교에서 나눠준 프린트, 무엇이든 좋습니다. 샤프나 볼펜으로 직접 글씨를 쓴 흰 종이도 좋아요. 단, 광택이 없

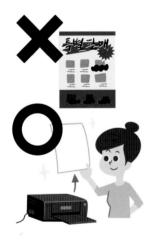

반들반들한 광택지는 빛이 거의 비치지 않기 때문에 적합하지 않아요. 일반 용지를 사용합시다.

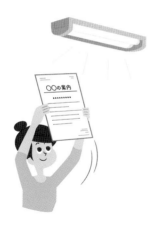

○○ 안내

한쪽 면에만 글씨가 써진 종이를 1장 준비하세요. 직접 글씨를 쓴 종이도 좋습니다.

글자가 써져 있지 않은 뒷면을 보고 앞면의 글씨를 읽어 봅시다. 잘 안 보일 때는 빛에 비춰도 좋습니다.

는 일반용지여야 합니다. 흔히 전단지에 쓰이는 광택 있고 반들반들한 종이는 안 됩니다. 볼펜으로 글을 썼을 때 손으로 문지르면 번지는 그런 종이는 안 된다는 것입니다.

이제 준비한 종이를 뒤집어서 글자가 쓰여 있지 않은 면을 통해 글자를 읽기만 하면 됩니다. **또렷하게 보이지 않는 글자를 열심히 읽으려는 과정에서 가보르 아이와 비슷한 효과**를 기대할 수 있습니다.

처음 할 때는 빛에 비추어 보세요. 그렇게 하면 거의 대부분이 확실히 보일 것입니다. 익숙해지면 빛에 비춰보지 않아도 보일 것입니다. **1회에 3분을 기준으로 하루에 1번, 되도록 매일** 하는 것이 좋습니다.

시야를 넓히고 싶을 때도
가보르 아이: 시야 회복 트레이닝

녹내장이 생기거나 나이가 들면서 시야가 좁아지는 문제 (시야 결손)를 개선하는 트레이닝입니다. 실제로 시야를 회복하기 위한 다양한 방법들이 연구되고 있는데, 여기서는 '가보르 패치'를 사용한 방법을 소개하겠습니다. 앞선 13일차 '가보르 아이' 시트를 사용해보겠습니다.

1. 왼쪽 눈을 감고 오른쪽 눈을 뜹니다.
2. 책을 90도 회전시켜 시트를 가로로 놓고 시트의 중심을 응시합니다.
3. 시선을 그대로 유지하면서 시야를 점점 넓혀 시트 전체가

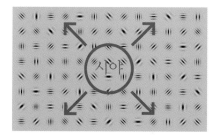

13일차 시트를 가로로 길게 놓고 한쪽 눈으로 시트의 중심을 응시합니다. 시선을 중심에 고정시킨 채 시야를 차차 넓힙니다.

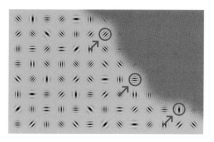

잘 보이지 않는 범위에 있는 '가보르 패치'를 판별합니다. 그런 다음 시야가 또렷한 쪽으로 시트를 살짝 움직여 어떤 모양인지 확인합니다.

눈에 들어오도록 합니다.

4. 전체가 똑같이 잘 보이는 것은 문제가 없다는 증거이므로 여기서 트레이닝을 끝내면 됩니다. 그러나 일부가 흐릿하게 보인다는 것은 문제가 있다는 증거입니다. 그러면 아래의 5단계부터 따라 해보세요.

5. 시트(책)도, 시선도 움직이지 않은 채 잘 보이지 않는 곳과 잘 보이는 곳의 경계 부근에 있는 '가보르 패치'가 어떤 모양인지 판별해보세요.

6. 잘 판별되지 않으면 시야가 또렷한 부분으로 시트를 옮겨서

어떤 모양인지 확인합니다.

7. 그밖에 시야가 또렷한 부분과 그렇지 않은 부분에 들어와 있는 가보르 패치도 똑같은 방법으로 반복해서 봅니다.

8. 이번에는 오른쪽 눈을 감고 왼쪽 눈으로 똑같은 트레이닝을 합니다.

위의 트레이닝을 반복하면 점차 또렷하게 보이는 부분이 넓어집니다. 익숙해지면 18일차, 23일차 등 좀 더 촘촘하게 그려진 가보르 패치 시트로 도전해보세요. 이와 같이 가보르 패치 사이의 틈이 좁은 시트, 가급적 패치가 빽빽하게 놓여 있는 시트를 추천합니다.

글씨가 촘촘하게 적힌 페이지로도 비슷한 트레이닝을 할 수 있습니다. 예를 들어, 작은 글씨가 빽빽하게 적혀 있는 신문의 주식 일람표도 안성맞춤이겠죠.

검지만 있으면 어디서든 할 수 있다
: 원근 스트레칭

'**원근 스트레칭**'은 특히 노안인 분이나 컴퓨터를 자주 사용하는 분들에게 효과가 좋습니다. 방법도 아주 간단합니다. **먼 곳과 가까운 곳을 번갈아가며 보고, 이를 반복하면 됩니다.**

여기서 먼 곳이란 **2m 이상 떨어진 곳**이면 충분합니다. 만약 외출을 했다면 목표물은 어디든 있지요. 아주 작은 공간이 아니라면 방 안에서도 문제없습니다. 방 한쪽 끝에서 다른 한쪽 끝을 응시하면 2m 정도의 거리를 확보할 수 있습니다. 창문 밖을 바라봐도 됩니다.

이번에는 가까운 곳을 봅니다. 눈에서 **30~40cm 떨어진 위치**에 검지를 세우고, 그 끝을 봅니다. 지하철을 기다릴 때도

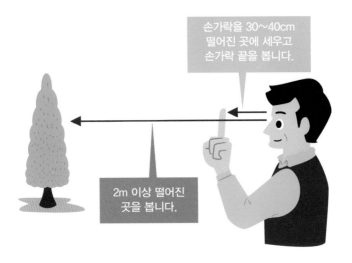

'먼 곳 보다가 가까운 곳 보기'를 10번 반복합시다.

할 수 있는데, 주변에 사람이 많아 손가락을 세우기가 창피하다면 앞에 서 있는 사람의 뒤통수를 손가락 대신 바라봐도 좋습니다. 먼 곳을 본 다음 가까운 곳을 보는 이 동작을 10번 반복합니다.

원근 트레이닝은 하루에 여러 번 해도 좋습니다. 평소에 우리는 텔레비전, 스마트폰, 신문, 컴퓨터, 책 등을 보며 일정 거리에만 자주 초점을 맞추는데, 이런 생활 습관 때문에 **눈의 초점을 맞추는 근육이나 초점을 조절하는 안구 내의 조직인 모**

양체근이 굳어집니다. 따라서 먼 곳과 가까운 곳을 교대로 보면 자주 맞춰보지 않았던 거리에서 초점을 조절하는 힘이 길러집니다. 그러면 모양체근이 풀어져 부드럽게 움직이게 되는 것입니다.

'가보르 아이'와 함께 '원근 스트레칭'까지 해주면 **눈의 피로**, 저녁이 되면 가까운 곳이 잘 보이지 않는 **'저녁 노안'**, 스마트폰 때문에 젊은이들 사이에서 급증하고 있는 **'스마트폰 노안'**이 한층 개선될 것입니다.

눈을 따뜻하게 하면
기분까지 좋아진다: 핫 아이

눈 주위를 따뜻하게 하면 **눈으로 가는 혈류가 좋아집니다.** 그러면 눈도 잘 보이고 **두통이나 어깨 결림, 초조함, 자율신경 불안정까지 개선됩니다.** '핫 아이'는 가능하면 아침저녁으로 하루에 2번 하는 것이 좋습니다. 컴퓨터를 많이 사용하거나, 자료를 많이 읽는 일을 하는 사람, 독서가 취미인 사람처럼 눈을 많이 쓰는 이들은 점심에도 하면 좋겠지요? 방법은 3가지가 있으니 편한 방법을 골라서 해보세요.

기본 핫 아이

1. 타월을 물에 가볍게 적신 후 꽉 눌러 짭니다. 전자레인지에

40초 정도 돌립니다. 이때 화상을
입을 만큼 뜨겁게 데워지지 않도
록 주의합니다.

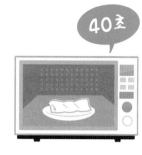

2. 눈을 감고 눈꺼풀 위에 따뜻해진
타월을 올립니다.

3. 차가워지기 시작하면 끝냅니다.

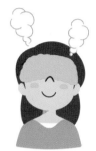

팜 아이

1. 양 손바닥을 맞대고 10번 정도 문
지릅니다. 그러면 손바닥이 따뜻해집니다.

2. 따뜻해진 손바닥을 살짝 오므려 컵처럼 만듭니다.

3. 눈을 감고 컵처럼 오므린 손으로 덮어줍니다. 30초~1분 정
도 그 상태를 유지합니다.

손바닥이 눈꺼풀에 직접
닿지 않도록 컵처럼 오므
린 후 감싸듯이 눈을 덮
어줍니다.

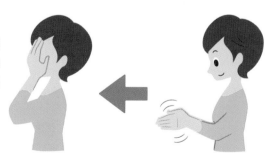

도구를 사용하는 핫 아이

눈을 따뜻하게 해주는 시판 아이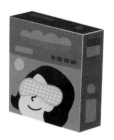
시트를 써도 좋습니다. 봉지를 열면
손난로처럼 따뜻해지는 일회용 타입
도 있고, 전자레인지에 돌려서 여러
번 쓸 수 있는 타입도 있습니다.

블루베리보다 훨씬 큰 효과: 시금치

눈이 좋아지는 음식이라고 하면 흔히들 블루베리를 떠올립니다. 그러나 사실 **블루베리**보다 시금치가 눈에 훨씬 좋다는 사실을 아시나요? 그래서 저는 **시금치**를 강력하게 추천합니다.

블루베리에 들어 있는 **유효성분인 '안토시아닌'**은 노화를 방지하는 항산화물질입니다. 따라서 나이가 들면서 생기는 노화증상이나 변화로부터 몸을 지켜줍니다. 그러나 안토시아닌은 온몸 구석구석에 전달되기 때문에 눈에 도달하는 양이 매우 적습니다.

하지만 **시금치에 함유된 유효성분인 '루테인'**은 눈에 집중적으로 작용합니다. 즉, 눈 건강을 지키는 데 아주 효과적입니다. 특히 실명의 원인이자 난치병의 일종인 **황반변성**, 연령에 상관없이 누구나 걸릴 수 있는 **백내장**, 나이가 들면서 찾아오는 **노안**에 효과적입니다.

시금치는 하루에 **2줌 정도** 드시면 됩니다. 이렇게 하면 하루에 필요한 양인 10㎎의 루테인을 섭취할 수 있습니다. 시금치는 다양하게 조리할 수 있지만, 저는 그중에서도 나물이나 볶음을 추천합니다. 나물로 무치거나 볶을 때 기름을 함께 넣으면 루테인이 몸에 더 효과적으로 흡수되기 때문입니다.

[눈이 더 좋아지는 비법 ④]

일시적으로 시력을 떨어뜨려 보자: 운무법

안경을 사용하여 시력을 개선할 수도 있습니다. **돋보기안경**을 사용하는 방법인데 다음과 같이 아주 간단합니다.

1. 플러스(+) 2 디옵터diopter 정도의 도수를 가진 돋보기안경을 씁니다. 평소에 안경이나 콘택트렌즈를 낀다면 그 위에 돋보기안경을 쓰세요.

2. 2m 이상 떨어진 곳을 봅니다. 텔레비전이든 먼 곳의 풍경이든 다 좋습니다.

3. 10분 정도 지난 후에 돋보기안경을 벗습니다.

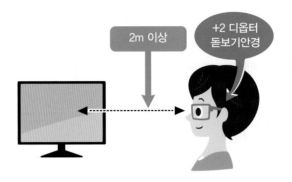

이렇게 하면 먼 곳을 볼 때 사물이 흐릿하게 보이는데, 일부러 그 상태를 만들어 **초점 조절 근육을 이완**시킨 것입니다. 이 방법은 **'운무법'**이라고 불리며 시력검사를 할 때도 사용되는 방법입니다. **노안이나 근시**가 개선되는 효과를 기대할 수 있고, **눈의 피로**를 해소하는 데도 효과적입니다. 그러나 이 방법은 아주 드물게 맞지 않는 사람도 있습니다. 1~2번 해봤을 때 맞지 않았거나, 18살 이하인 사람에게는 이 방법 대신 앞에 나온 '원근 스트레칭'을 추천합니다.

특별 부록

부록1

노안 측정용
'근거리 시력 검사표'

부록2

근시 측정용
'원거리 시력 검사표'

본 시력 검사표는 집에서 간단히 사용할 수 있는 간이 검사표입니다. 좀 더 정밀한 측정은 안과에서 받아보실 수 있습니다.

[특별 부록1]

노안 측정용 '근거리 시력 검사표'

- 30cm 떨어진 곳에서 한쪽 눈을 가리고 117쪽의 시력 검사표를 봅니다.
- 동그라미의 어느 쪽이 뚫렸는지 봅니다. 뚫린 부분이 보이는 가장 작은 동그라미에 해당하는 숫자가 시력입니다.
- 양쪽 눈을 각각 체크하세요.

※안경이나 콘택트렌즈는 끼고 해도 좋으나 돋보기안경은 벗으세요.

[특별 부록2]

근시 측정용 '원거리 시력 검사표'

- 3m 떨어진 곳에서 한쪽 눈을 가리고 119쪽의 시력 검사표를 봅니다.
- 동그라미의 어느 쪽이 뚫렸는지 봅니다. 뚫린 부분이 보이는 가장 작은 동그라미에 해당하는 숫자가 시력입니다.
- 양쪽 눈을 각각 체크하세요.

※안경이나 콘택트렌즈는 반드시 벗으세요.

노안 측정용 '근거리 시력 검사표'

0.1	O	C	O
0.2	C	O	ↄ
0.3	ひ	ひ	c
0.4	ひ	c	ↄ
0.5	c	ひ	ひ
0.6	o	ↄ	c
0.7	c	o	o
0.8	o	c	o
0.9	o	o	o
1.0	o	o	o

근시 측정용 '원거리 시력 검사표'

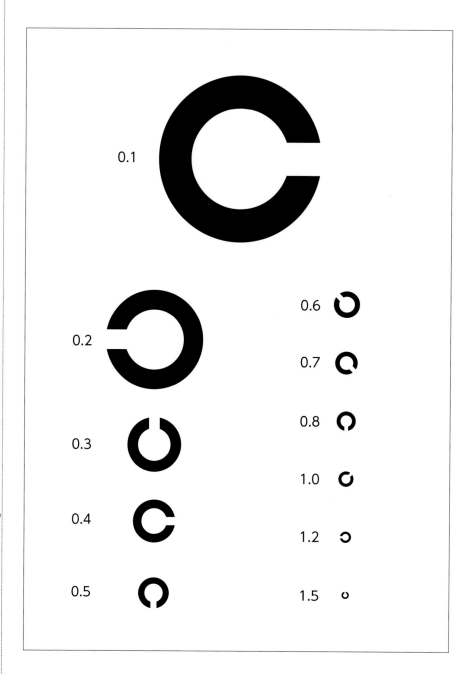

절취선(잘라서 사용하세요.)

에필로그

'가보르 아이', 어떠셨나요? 실제로 가보르 아이에 도전해 본 분들은 직접 효과를 느꼈으리라 생각합니다. 그러나 원래 부터 눈이 별로 좋지 않았던 사람이라면 처음에는 효과가 확실하게 느껴지지 않을 수도 있습니다. 그럴 때는 '전과 비교해서 텔레비전을 더 편하게 볼 수 있는가?', '책을 오랫동안 읽을 수 있게 되었는가?' 등 일상생활에서 구체적으로 개선된 부분이 없는지를 찬찬히 살펴보세요. '그러고 보니 책 읽을 때 조금 편해진 것 같은데?' 하는 부분이 조금이나마 있을 것입니다.

물론 수술이나 약 이외에는 방법이 없다고 생각하는 분들도 계십니다. 저는 '그 외에 다른 방법은 없을까?', '안과의사인 내가 할 수 있는 일은 없을까?' 하는 생각에서 이 책을 내게 되었습니다. 책을 계기로 눈의 소중함을 알아주신다면 감사하겠습니다. 마지막으로 책이 나오기까지 가보르 아이를 체험해 주신 많은 분들께 감사드립니다.

참고문헌

1. Camileri R, Pavan A, Ghin F, Campana G., "Improving myopia via perceptual learning: is training with lateral masking the only(or the most) efficacious technique?", Atten Percept Psychophys, Nov 2014, 76(8):2485-94.

2. Durrie D, McMinn PS., "Computer-based primary visual cortex training for treatment of low myopia and early presbyopia.", Trans Am Ophthalmol Soc., 2007;105:132-8.

3. Polat U., "Making perceptual learning practical to improve visual functions.", Vision Res., 2009;49(21):2566-73.

4. Polat U, Schor C, Tong JL, Zomet A, Lev M, Yehezkel O, Sterkin A, Levi DM., "Training the brain to overcome the effect of aging on the human eye.", Sci Rep., 2012;2:278.

5. DeLoss DJ, Watanabe T, Andersen GJ., "Improving vision among older adults: behavioral training to improve sight.", Psychol Sci., Apr 2015, 26(4):456-66.

6. Sterkin A, Levy Y, Pokroy R, Lev M Levian L, Doron R, Yehezkel O, Fried M, Frenkel-Nir Y, Gordon B, Polat U., "Vision improvement in pilots with presbyopia following perceptual learning.", Vision Res., 2017;S0042-6989(17)30205-5.

7. Yehezkel O, Sterkin A, Lev M, Levi DM, Polat U., "Gains following perceptual learning are closely linked to the initial visual acuity.", Sci Rep., Apr 2016, 28;6:25188.

8. Huurneman B, Boonstra FN, Cox RF, van Rens G, Cillessen AH., "Perceptual learning in children with visual impairment improves near visual acuity.", Invest Ophthalmol Vis Sci., Sep 2013, 17;54(9):6208-16.

9. Sabel BA, Gudlin J., "Vision restoration training for glaucoma: a randomized clinical trial.", JAMA Ophthalmol, Apr 2014, 1;132(4):381-9.

10. Gudlin J, Mueller I, Thanos S, Sabel BA., "Computer based vision restoration therapy in glaucoma patients: a small open pilot study.", Restor Neurol Neurosci, 2008;26(4-5):403-12.

11. Sabel BA, Henrich-Noack P, Fedorov A, Gall C., "Vision restoration after brain and retina damage: the 'residual vision activation theory'", Prog Brain Res., 2011;192:199-262.

저자소개

히라마쓰 루이 平松 類
(안과전문의/의학박사/쇼와대학 겸임강사)

쇼와대학 의학부를 졸업하고 현재 쇼와대학 겸임강사로 일하고 있다. 니혼마쓰 안과 병원, 사이노쿠니 히가시오미야 메디컬 센터, 산유도 병원에서 안과 의사로 근무 중이다. 홋카이도에서 오키나와까지 전국적으로 많은 이들이 그에게 진료를 받고 싶어 하는데, 특히 고령자 진료 경험이 많은 그는 지금까지 10만 명 이상의 환자를 진찰한 베테랑 의사다.

전문 지식이 없는 사람들도 쉽게 이해할 수 있는 시원시원한 설명이 매력적인 그는 미디어 출연 제안도 끊이지 않는다. NHK '아사이치', TBS '잡 튠', 후지TV '바이킹', TV아사히 '하야시 오사무의 지금입니다! 강좌', TBS라디오 '이쿠시마 히로시의 좋은 아침입니다, 일직선', '요미우리신문' 등을 비롯한 수많은 TV 프로그램, 라디오, 잡지, 인터넷 매체에 출연하거나 코멘트를 남겼다. 저서로 《그 백내장 수술을 기다렸다!》, 《녹내장 최신 치료》 등 다수가 있다. 그중 한국에서 출간된 저서로는 《노년의 부모를 이해하는 16가지 방법》이 있다.

김소영

다양한 일본 서적을 우리나라 독자에게 전하는 일에 보람을 느끼며 더 많은 책을 소개하고자 힘쓰고 있다. 현재 엔터스코리아에서 일본어 번역가로 활동 중이다. 주요 역서로는 《재밌어서 밤새 읽는 유전자 이야기》, 《컨디션만 관리했을 뿐인데》, 《심리학 용어 도감》 등이 있다.

3분만 바라보면 눈이 좋아진다

2019년 9월 2일 초판 1쇄 | 2024년 8월 1일 63쇄 발행

지은이 히라마쓰 루이
펴낸이 이원주, 최세현 **경영고문** 박시형

기획개발실 강소라, 김유경, 강동욱, 박인애, 류지혜, 이채은, 조아라, 최연서, 고정용, 박현조
마케팅실 양근모, 권금숙, 양봉호, 이도경 **온라인홍보팀** 신하은, 현나래, 최혜빈
디자인실 진미나, 윤민지, 정은예 **디지털콘텐츠팀** 최은정 **해외기획팀** 우정민, 배혜림
경영지원 홍성택, 강신우, 김현우, 이윤재 **제작** 이진영
펴낸곳 (주)쌤앤파커스 **출판신고** 2006년 9월 25일 제406-2006-000210호
주소 서울시 마포구 월드컵북로 396 누리꿈스퀘어 비즈니스타워 18층
전화 02-6712-9800 **팩스** 02-6712-9810 **이메일** info@smpk.kr

ⓒ 히라마쓰 루이 (저작권자와 맺은 특약에 따라 검인을 생략합니다)
ISBN 978-89-6570-851-3(03510)

쌤앤파커스(Sam&Parkers)는 독자 여러분의 책에 관한 아이디어와 원고 투고를 설레는 마음으로 기다리고 있습니다. 책으로 엮기를 원하는 아이디어가 있으신 분은 이메일 book@smpk.kr로 간단한 개요와 취지, 연락처 등을 보내주세요. 머뭇거리지 말고 문을 두드리세요. 길이 열립니다.